ine Clínicas de Borda

COLEÇÃO:
1. PsiMaré (Rio de Janeiro/RJ)
2. MOVE: Movimentos Migratórios e Psicologia (Curitiba/PR)
3. ClínicAberta de Psicanálise de Santos (Santos/SP)
4. Falatrans (Juiz de Fora, UFJF/MG)
5. Ocupação Psicanalítica (Belo Horizonte/MG; Rio de Janeir/RJ; Vitória/ES; Santo Antônio de Jesus/BA)
6. Estação Psicanálise (Campinas/SP)
7. Coletivo Margem Psicanálise (Fortaleza/CE)
8. Intervenção Psicanalítica Clínico - Política às demandas da População LGBT (Rio de Janeiro/RJ)
9. Rede Sur (São Paulo/ SP)
10. Roda de escuta/grupos flutuantes LGBTQI+ (Aracajú/SE)
11. Clínica Periférica de Psicanálise (São Paulo/SP)
12. Clínica do Cuidado (Altamira/PA; São Paulo/SP)
13. Coletivo Psicanálise e Política e Cotidiano Refugiado (Rio de Janeiro/RJ)
14. Projeto Gradiva (Porto Alegre/RS)
15. Museu das Memórias (In)Possíveis (Porto Alegre/RS)
16. Psicanálise na Rua (Cuiabá/MT)
17. Coletivo Testemunho e Ação/SIG (Porto Alegre/RS)
18. Margens Clínicas (São Paulo/SP)
19. Coletivo Psicanálise na Praça Roosevelt (São Paulo/SP)
20. Psicanálise no Jacarezinho (Rio de Janeiro/RJ)
21. Mutabis (São Paulo/SP)
22. Clínica Aberta de Psicanálise (São Paulo/SP)

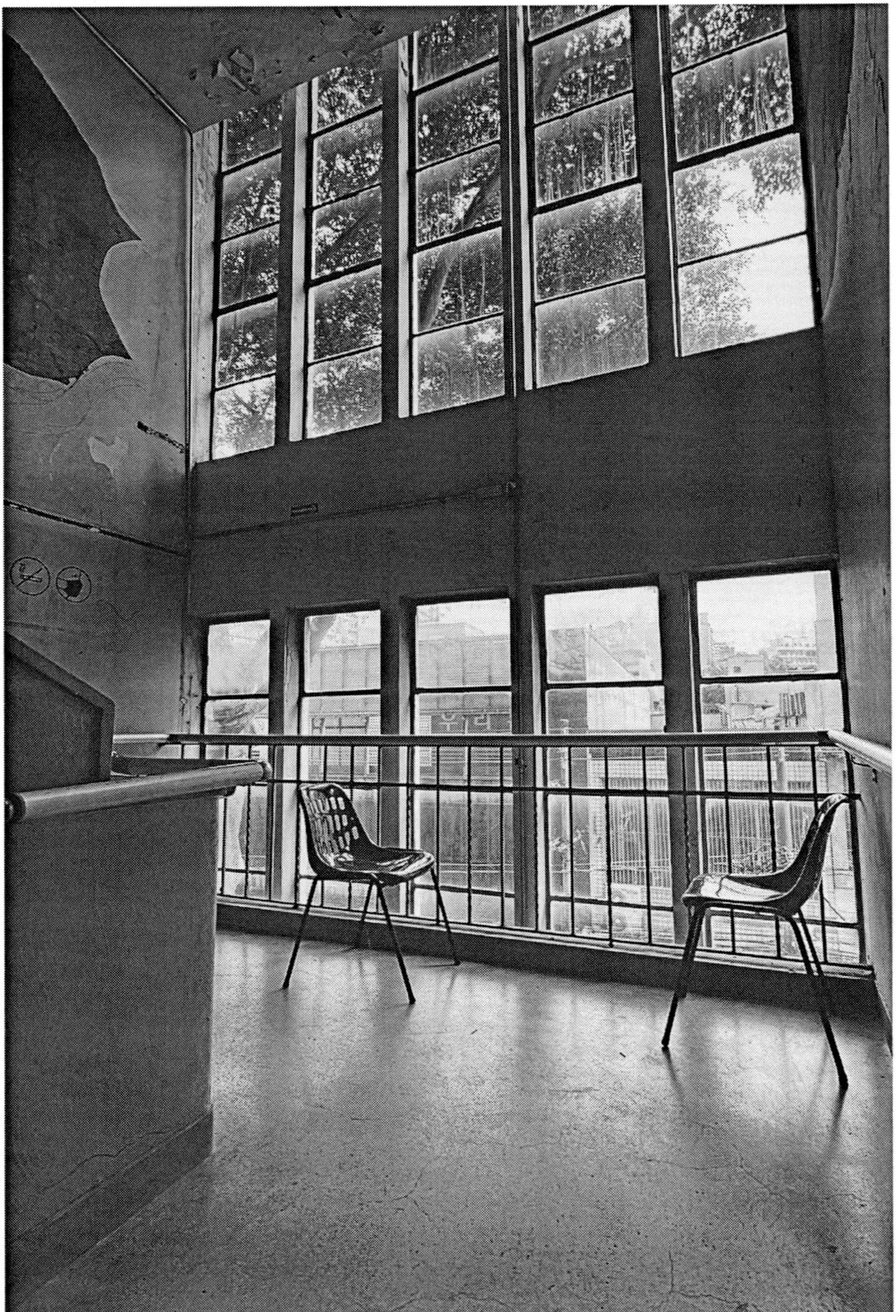

Abro os olhos, é sábado. Dia de atendimento na Clínica Aberta de Psicanálise. Desloco-me. Todos correm. À procura de algo, vivem, cada um ao seu modo, a angústia citadina. No caminho, passo por um quartel da polícia militar, observo os cavalos, e meus pensamentos - à galope resistem à eletricidade do ar e vêm, em busca de uma possível pensadora, em minha direção.

No meio do caminho, cruzo a oficina Oswald de Andrade - pessoas circulam, entram, saem. Dançam. Bandeirolas vibram no ar. Ali tem movimento, arte, cultura, pulsão, libido, erotismo, desejo. De repente, um sarau. Eu vejo surgir os poetas de campos e espaços. Oswald de Andrade e tua oficina de floresta com teus deuses da chuva. Escuto uma música. Eu continuo andando. Eles me cruzam. O povo mestiço, oprimido nas filas, nas vilas, favelas. Nós nos cruzamos. Retirantes, eu vou até onde o povo está. Meu povo mestiço, o caboclo, o cafuzo e o mameluco. Trabalhadoras do sexo, supostos traficantes, andarilhos, garis, a indígena do colar de pedra azul, o poeta gandula que vende hot dog no estádio, a moça que teve o teto da sua casa retirado porque não pagou o aluguel, o professor universitário que se encanta pelo método do trabalho, o cineasta argentino. Todos eles passam por mim, todos poderiam ser meus pacientes. Hoje é dia de me inclinar para o povo da casa. **Eu, tão singular, já me vi plural.**

Sim, Oswald de Andrade, a nossa independência não foi proclamada. Não, não possuímos autonomia. Ainda somos escravos de um retrocesso, vivemos em tempos obscuros nesta cidade antropofágica devoradora de sonhos. Estamos achatados neste açoite neoliberal, precisamos encontrar nossa terceira dimensão, nos diria Bion. Desachatar nossa subjetividade. Povoar a mente. Ando pela cidade. Um vento bate no meu rosto e faz um movimento centrípeto, trazendo o exterior para dentro de mim. Todo **psicanalista é um grupo**.

Ando pela cidade, as pessoas passam: trabalham, e teimam, e limam, e sofrem, e suam. Winnicott diria: "Depois de ser, fazer; também que nos façam alguma coisa. Mas, antes de tudo, ser." Ser, cara pálida? Como? Aqui? Onde a vida é mercadoria, se não se faz, pode-se existir? Ser? *Tupi or not tupi*, eis a questão!

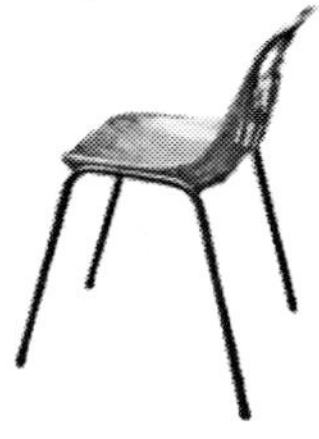

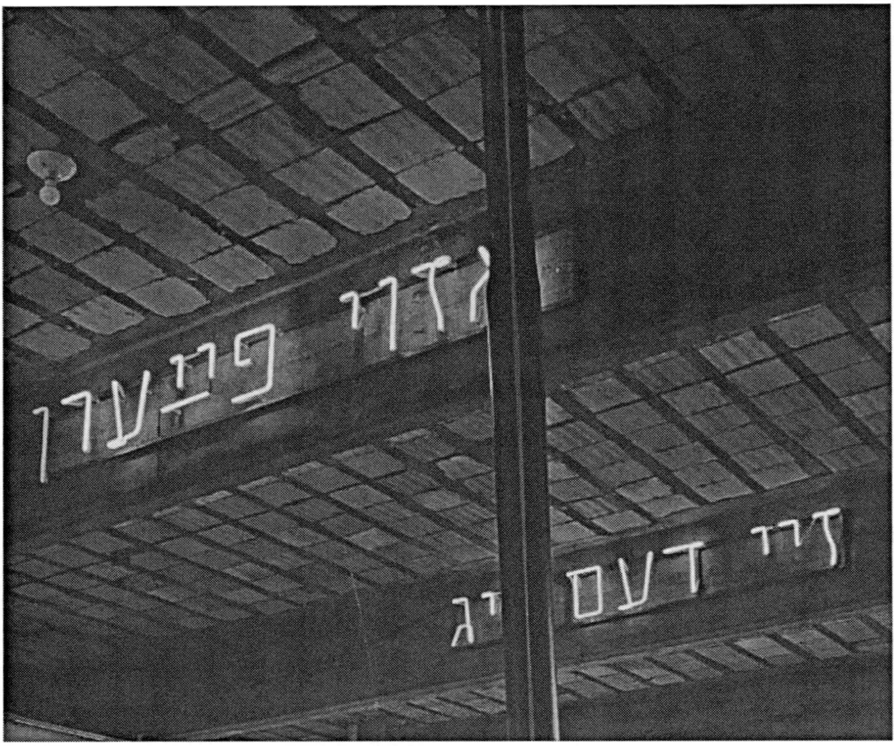

Eu vou em direção à casa do povo. Todo psicanalista se desenvolve na marginalidade, na ruptura, neste jogo de extraterritorialidade. Um homem fumando crack cruza o meu caminho. "Já que no céu nada alcanço, recorro às potências do Inferno", é assim que Freud, citando Virgilio, abre a Interpretação dos Sonhos. Olho para esse homem nos olhos. O que seria de uma cidade sem seus territórios marginais?

Um
D
E
LÍRIO

Recorro às potências do inferno. Sinto um estranhamento familiar. Sigo em direção ao povo da casa.

Estou na rua da Casa do Povo, rua Três Rios. Lugar de resistência. De história, de memórias e cultura do povo judeu. Estou na terceira margem do rio - à deriva. Faço da palavra-canoa meu instrumento e vou, rio abaixo, rio a fora, rio adentro: escutar as águas da palavra. Já dizia Guimarães Rosa, "cada um rema sozinho uma canoa que navega um rio diferente, mesmo parecendo que está pertinho". Eu adicionaria: mas podemos navegar juntos.
Dou de cara com a feia fumaça que sobe tentando apagar o neon, que resiste com seus dizeres "E assim elas comemoram a Vitória".

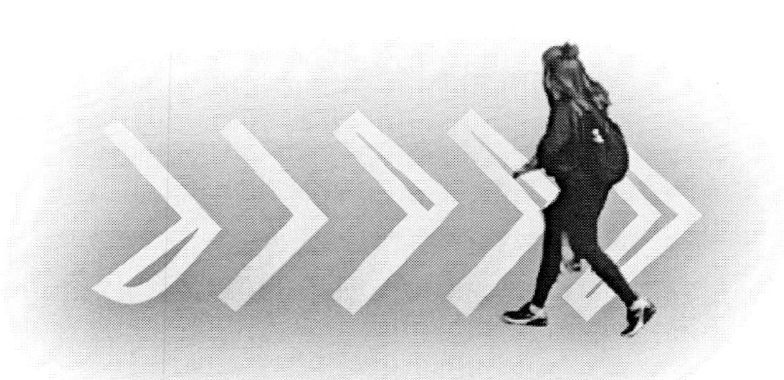

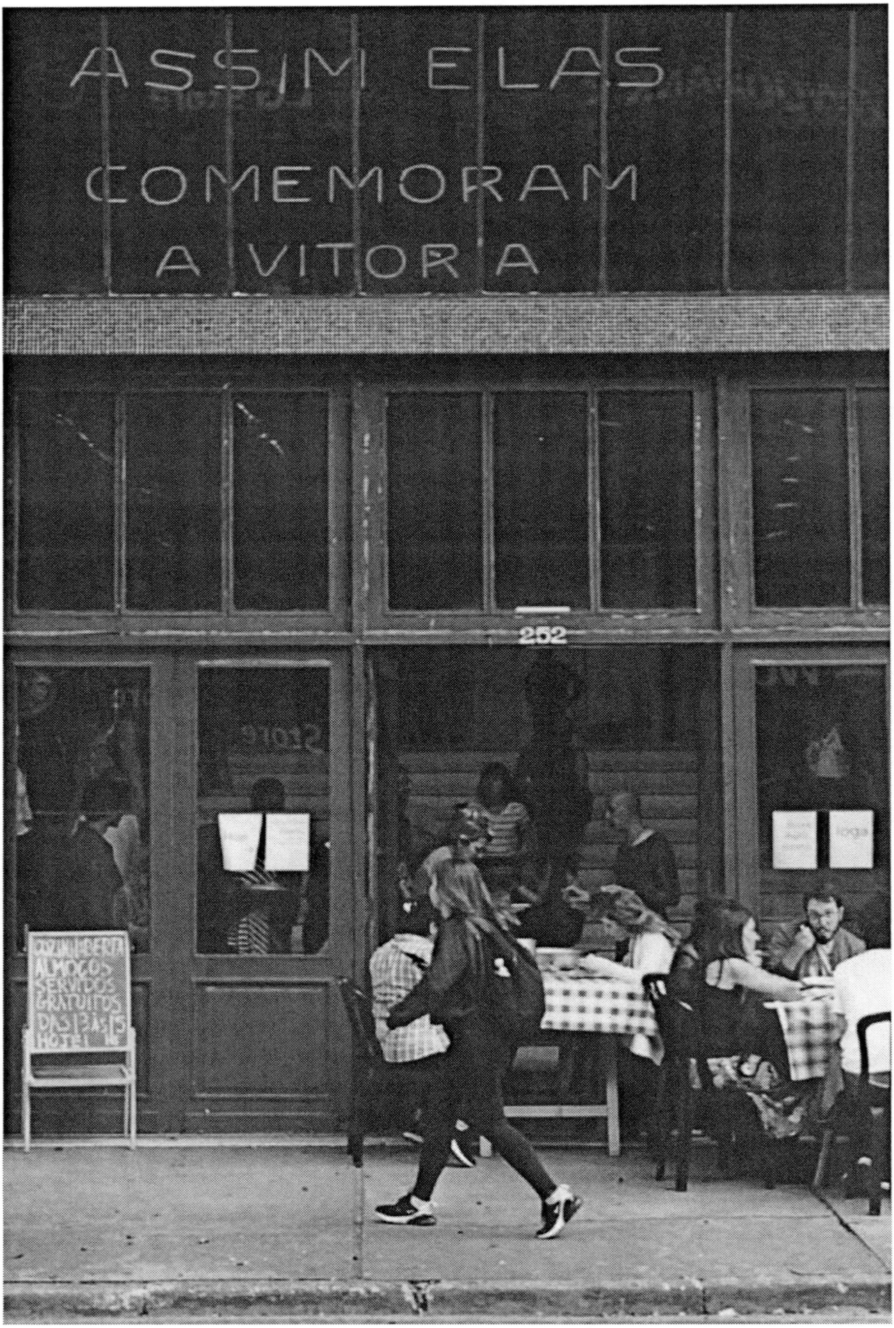
ASSIM ELAS
COMEMORAM
A VITOR A
252

Nossa modalidade de trabalho funciona no formato de sessões únicas. Lembro-me de Winnicott com seu jogo do rabisco:

"Eu disse: Fecharei os olhos e farei um rabisco a esmo no papel; você o transformará em alguma coisa e depois será sua vez e você fará o mesmo e eu transformarei seu traço em alguma coisa"

Eu fecho os olhos. Estou a esmo. E sou um risco, esperando o encontro com alguém para Transformações. Expansões emocionais. Horizontes oníricos ainda não preenchidos, o inédito, a surpresa, o espanto. Pego duas cadeiras, busco um feixe de sol, olho para cima, o céu arranha. Há plantas ao redor, pedras, vidro. As pessoas circulam, nós, agora, a sós: eu e o paciente. A céu aberto. Estou sem desejo, sem memória e sem dinheiro. Viva. Pronta para o encontro. Muito viva. Aqui e agora. Na minha frente, um lambe-lambe:

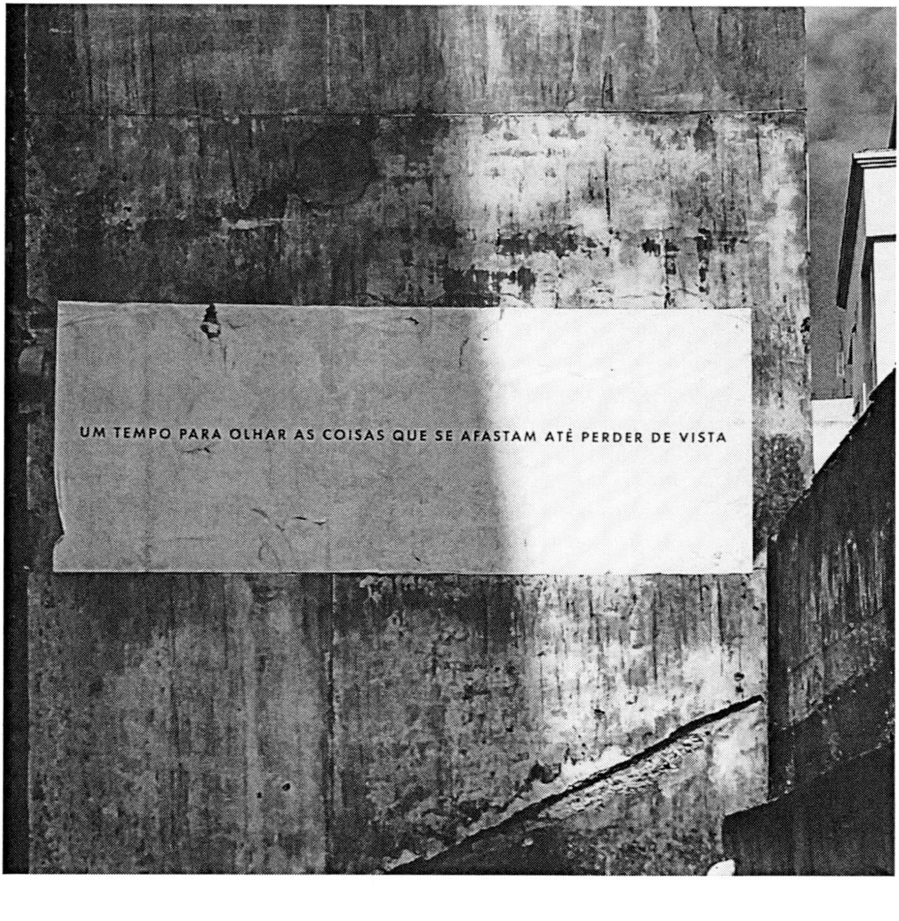

Fecho os olhos. Chamo a primeira paciente. Ela vem de máscara, é baixa como eu - uma senhora, arrumada, de cabelos alisados e bem cuidados. Senta-se na cadeira, eu abro a porta de vidro, acolho-a delicadamente: "pode sentar-se aqui" digo a ela. Ela olha para mim, vejo seus olhos fixos atrás de seus óculos, como quem pede para que eu estenda a mão. Fica em silêncio. Seus olhos marejam. Eu aguardo, pacientemente. É uma pausa de mil compassos. Um olhar profundo me olha. Registro. Sinto. E me disponho, oca, como um reservatório infinito. Olho-a com atenção, presença e com calma, movo a minha cabeça como quem diz: Estou aqui.

Ela me diz: "Pois é. Eu guardei este segredo por 18 anos. Eu resisti de vir aqui. Mas eu preciso dividir ele com alguém".

A voz dessa senhora é abismal. Um rio caudaloso e profundo. Cada palavra, gota a gota, cai nos meus ouvidos. Ela move as águas dentro de mim, permito-me inundar. Contenho-me. Ela narra histórias de violações. De humilhações. Ela questiona a própria sanidade e se arruma, se enfeita, pinta as unhas, para parecer, segundo ela, "normal". A precariedade da vida, essa realidade, abismal, se revela. ASSIM ELAS CO-MEMORAM. Me lembro do neon na entrada da casa do povo. Memoramos juntas. Ela se vai, eu fico. Sua a guardiã daquela história. Daquela moça. Daquele encontro. Ela existem em mim, agora, também. Olhamos juntas para essas coisas que se afastam até perder de vista. Eu escuto, testemunho sua dor. Escuto as violações perpetradas pelo marido, pelo patriarcado, pelas instituições. A humilhação sentida na pele. Abraço essa senhora. Despeço-me e lembro-me de Macabéa:

A vida é um soco no estômago.

Enquanto desço as escadas para chamar o próximo paciente, continuo a sonhá-la. Essa senhora habita um espaço em mim. Consterna-me, rasga-me. Ela nunca pôde ser sonhada, reflito. Me lembro de uma frase de Winnicott: "Na análise, um paciente pode pela primeira vez na vida, conseguir a atenção total de outra pessoa". Foi o que aconteceu hoje.

Gosto dela. A gente precisa de gente. Dou-me conta que estou cantarolando:

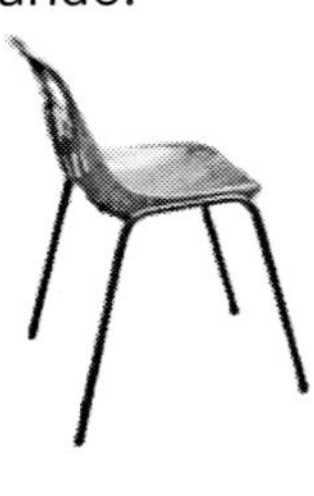

Eu gosto dos que têm fome
Dos que morrem de vontade
Dos que secam de desejo
Dos que ardem

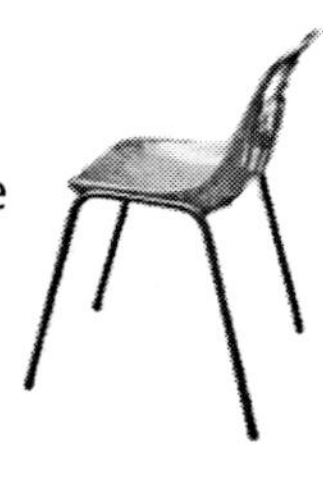

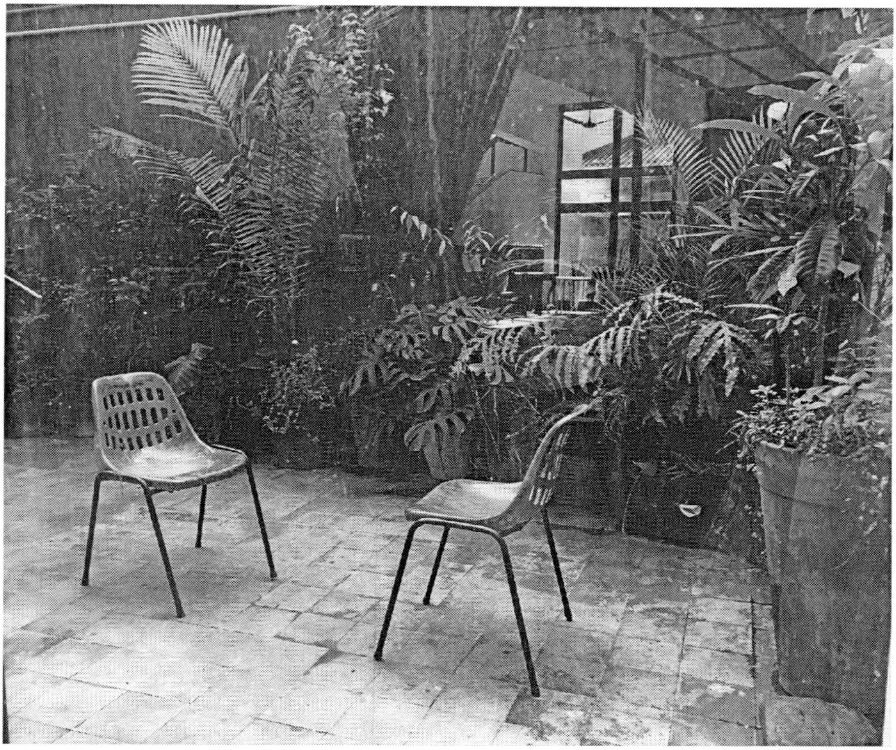

Convido o próximo paciente. Novamente, é uma senhora. Chamo a primeira paciente. Ainda não a conhecia pessoalmente, mas a conhecia através das discussões de meus colegas em nossos encontros de supervisão. Durante o atendimento, fica claro para mim como é a experiência de compor esse trabalho com um grupo de analistas. Não a conheço e, ao mesmo tempo, a conheço. É através dessas construções coletivas que percebo os efeitos da continuidade do trabalho. Somos várias mentes, com múltiplos olhares e desejos que trabalham em conjunto, formando, assim, um grupo analista. O paciente é de um e de todos ao mesmo tempo Esta é uma senhora negra, está acompanhada de seu filho, um menino jovem e bastante alto. Eles se despedem, por alguma razão desconhecida, percebo que essa cena possui algo de tocante, de bonito. A paciente se senta, se apresenta. Trabalha como empregada doméstica, está lá para falar de sua raiva.

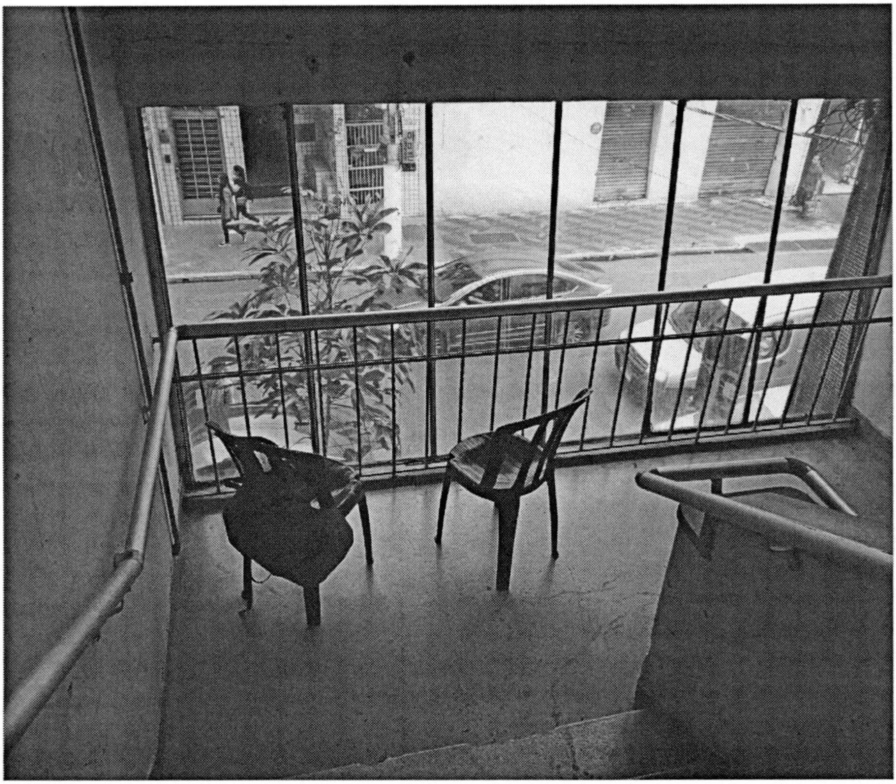

(Estou entre dois andares, de frente para a janela que dá para rua. Alguém passa pela rua da cidade, nos vê sentados em cadeiras, e pensa: aquilo também é psicanálise.)

Sou automaticamente transportada para o filme "Que horas ela volta?", protagonizado por Regina Casé. A paciente está, de certa maneira, me contando seus afetos políticos, afetos esses que ela silenciou durante toda a sua vida. Ela traça, por meio de sua raiva, o complexo panorama sociocultural brasileiro. Diz com todas as palavras: "Me falam que sou como se fosse da família, porém nunca estarei no testamento deles". Continua a circunscrever a herança escravocrata que contamina as relações de trabalho brasileira de maneira mais precisa, intensa e vital do que muitos doutores do assunto. Claro, ela está falando de aspectos de sua vida. Vem em minha mente: "Casa grande, SENZALA". Imaginei que ela estava vinculada à família por meio do ódio. E o ódio, quando bem elaborado, é uma pujante ferramenta para a separação, para o entendimento, para a diferenciação e, por fim, para a liberdade.

Diz, então, que continua a trabalhar lá porque gosta muito do filho dos patrões. Agora o moço já é um adolescente, foi criado por ela desde que ele era um bebê. Sente que é tão filho para ela quanto o bonito rapaz que a esperava na Casa do Povo. Esse contraste afetivo me marca: ela é *como* se fosse da família, ele é *tão filho quanto* seu filho. Acredito que esse contraste afetivo era um dos fatores que a levaram a ir à Clínica Aberta. Ela precisava de um lugar para falar de seu ódio, inclusive para compreender seu amor por esse adolescente que era tão filho quanto seu filho.

Com o transcorrer da sessão e de seus afetos, afetos que estavam represados, comportas que abriram durante o atendimento. Um certo alívio surge. Despeço-me dela e a acompanho até o seu filho.

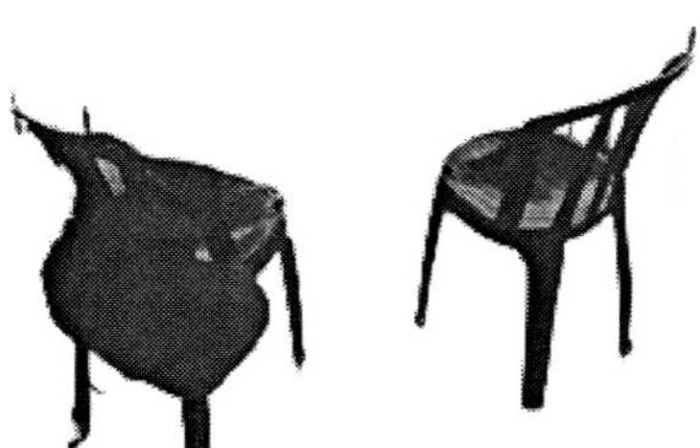

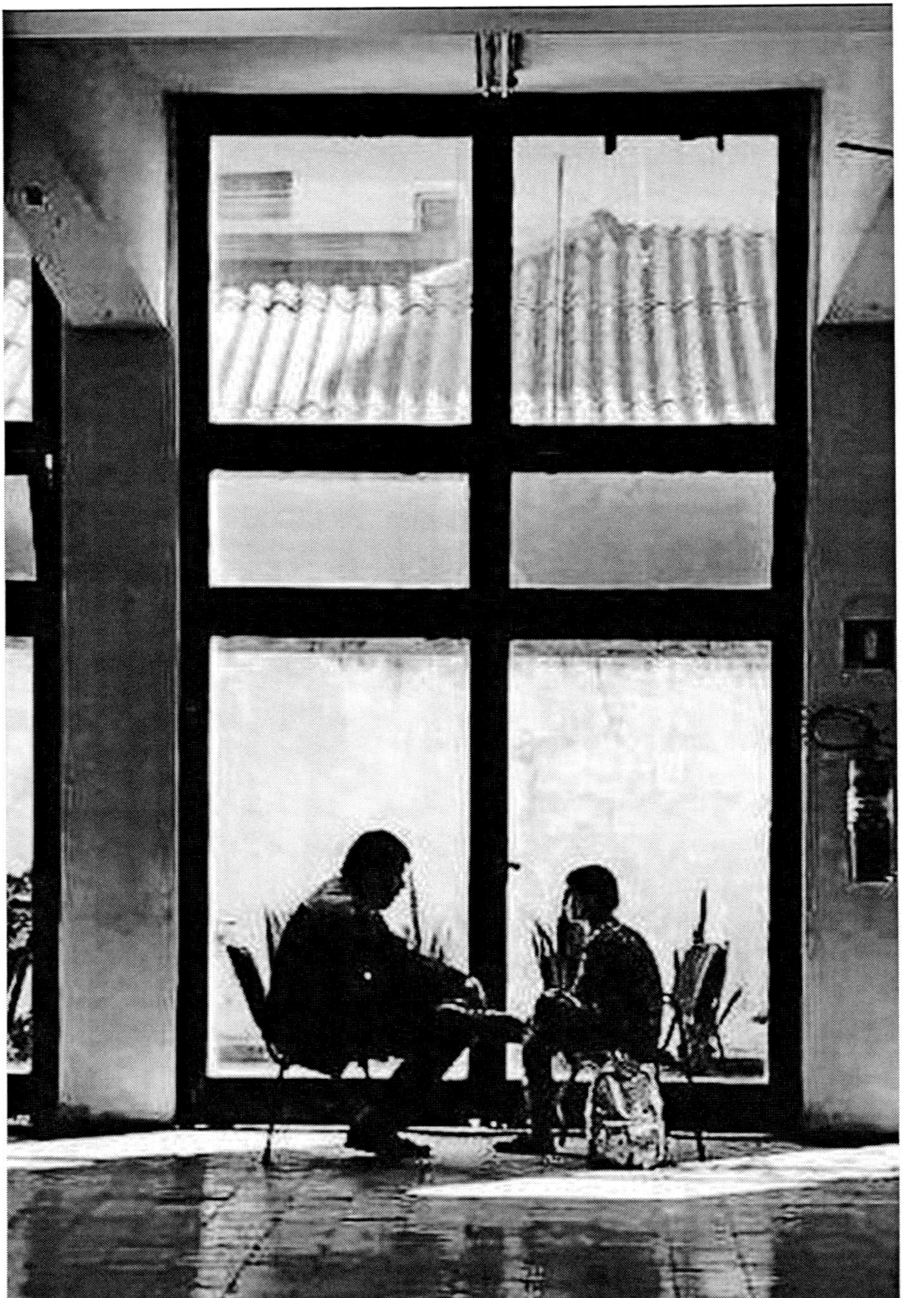

São quatro atendimentos para cada dupla de psicanalista. Converso rapidamente com meu colega sobre os casos que atendemos, o chamo para tomar um café. Café esse preparado pelo Mário, o simpático segurança da casa, que nos auxilia de diversas maneiras. Já foram dois atendimentos, faltam mais dois.

Convoco o terceiro paciente do dia. Chamo por uma mulher, porém quem atende é um homem. A comunicação inconsciente começou. Surpreendo-me que o tema que trouxe consistia em "o que é ser uma mulher?". Fala das mulheres de sua família, diz que ser mulher em sua família é morrer jovem por excesso de trabalho ao passo que ser homem é envelhecer com conforto. Sente-se culpado por usufruir desses privilégios. Em especial, em relação a sua irmã mais velha, que cuidou de todos os irmãos. Diz que ela não teve infância para que ele pudesse ter. Atualmente, ela está doente, não sabe se a vida poderia ter se arranjado de forma diferente caso a organização familiar fosse diferente. Está triste pela doença de sua irmã, está culpado por ter sido uma criança enquanto ela jamais pôde ser.

Trilhando a sua associação livre, o paciente começa a percorrer uma longa jornada afetiva. Culpa, privilégio, medo. Medo? O paciente está se questionando sobre a sua identidade de gênero. Está em volta de diversas perguntas, travesti, drag queen, transsexual? Conversamos sobre isso, conversamos sobre o feminino, sobre o que é ser mulher. Ele aprendera que ser mulher é morrer cedo em prol dos outros, é renunciar a sua individualidade para cuidar do outro. Percebemos o paradoxo. Questiona sua identidade de gênero em busca de sua individualidade, contudo nessa busca se vê diante de um feminino que tem como marca a dissolução da identidade. Duplo trabalho, dois olhares diferentes sobre o mesmo objeto, uma visão binocular sobre o feminino. Desconstruir e construir, reconciliar e se afastar, rescindir para criar o próprio feminino.

Alcançamos o paradoxo que, talvez, seja responsável por parte da angústia do paciente. Criamos uma pergunta, sustentamos as dúvidas. Um questionamento tão complexo assim merece tempo para a sua apreciação, delicadeza em seu julgamento e paciência em sua contemplação.

Ainda há mais um paciente a ser atendido. Esse é um paciente antigo, costuma comparecer quase todos os sábados. Ele diz:

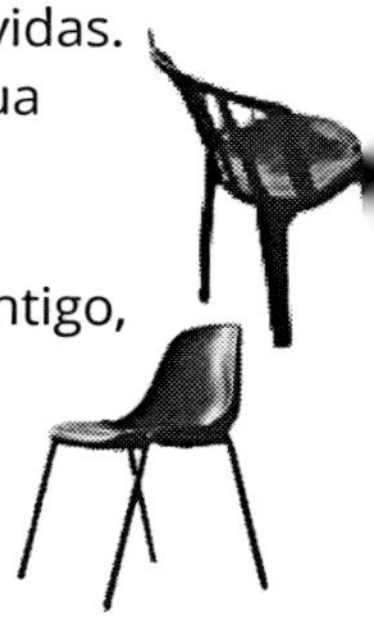

> "Fico pensando, vocês são diferentes. Cada um é um, a Miranda é a Miranda, o Ricardo é o Ricardo, o Fabrício é o Fabrício, cada um tem um jeito... cada um fala de um jeito..., mas vocês são muito parecidos também..., são parecidos..., por que será?".

> "Fico pensando, achava que seria difícil falar com pessoas diferentes em cada sessão. Mas não é nada disso. Cada vez que venho para cá, penso:, com quem será que vou falar hoje? Eu não sei. E isso me parece bom. Hoje penso o contrário do que achava no começo. Cada um me diz uma coisa, me vê de um jeito, tem um jeito de falar diferente. É bom isso, essa relação com vários analistas. Fico pensando que, se eu falasse sempre com a mesma pessoa, sempre com o Ricardo, ou com você, talvez eu estivesse me repetindo, talvez eu tivesse parado nas mesmas coisas, só com aquela pessoa... desse modo eu não me repito... e isso é bom...".

Eles nos falam do Analista Grupo. O fio que nos interliga e que nos mantem parecidos é o método analítico fundamental: a associação livre dos pacientes articulada à escuta flutuante, com a suspensão do desejo e da memória de nós, analistas.

Esse paciente expôs sua vivência como analisando de um grupo de analistas. Um grupo de analistas para um paciente, uma inversão da ideia de um analista para um grupo de pacientes. Uma inversão potente que movimenta a psique do paciente: "desse modo eu não me repito...e isso é bom..."; , uma inversão que colore suas fantasias: "Cada vez que venho para cá, penso:, com quem será que vou falar hoje?", uma inversão que acentua a alteridade do fazer clínico de cada analista: "Cada um me diz uma coisa, me vê de um jeito, tem um jeito de falar diferente".

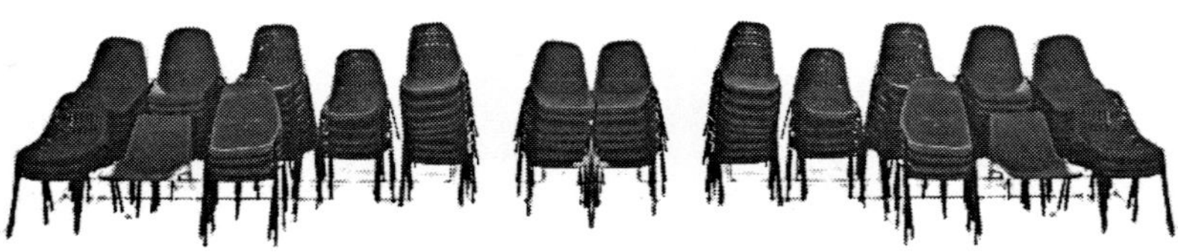

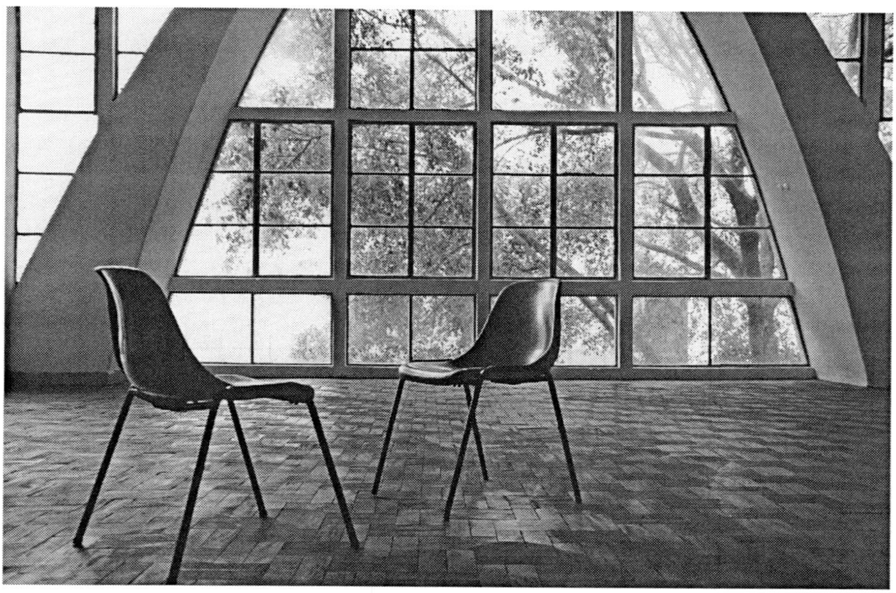

Estão terminados os atendimentos de hoje na Clínica Aberta na Casa do Povo. Encontro novamente meu colega e o chamo para almoçar. Vamos digerindo as ideias enquanto comemos. Ele aceita, estamos os dois um pouco cansados. Sentamo-nos em um restaurante e conversamos sobre o trabalho, observamos o povo que vaga pela esquina entre a rua Três Rios e a rua Prates. Em poucos minutos, passaram por nós pessoas das mais diferentes tribos e culturas. Escutamos espanhol, chinês, coreano, francês e português. Hoje pudemos sonhar juntos.

Esse se torna o assunto que domina nossa discussão. O bairro do Bom Retiro é toda essa profusão de gente, dessa pluralidade, dessa mistura brasileira. Conversamos também sobre como isso se reflete na Clínica Aberta, que um dos diversos encantos desse trabalho é justamente trabalhar com aquelas que não iriam, por diferentes razões, ao consultório particular de um psicanalista. O psicanalista se desenvolve na marginalidade.

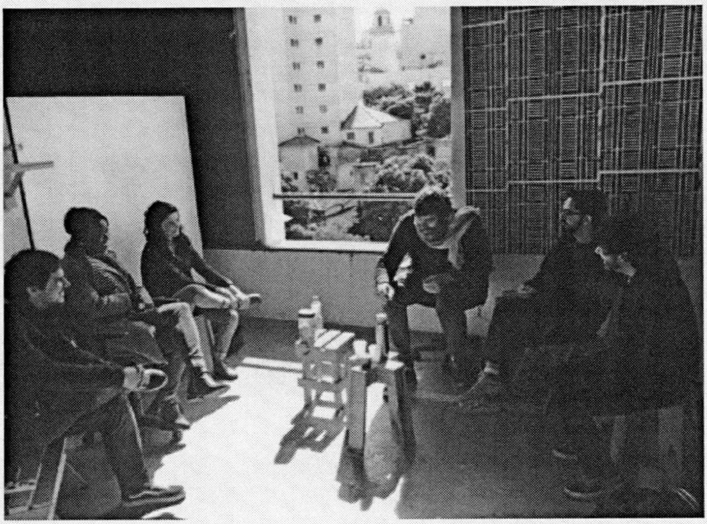

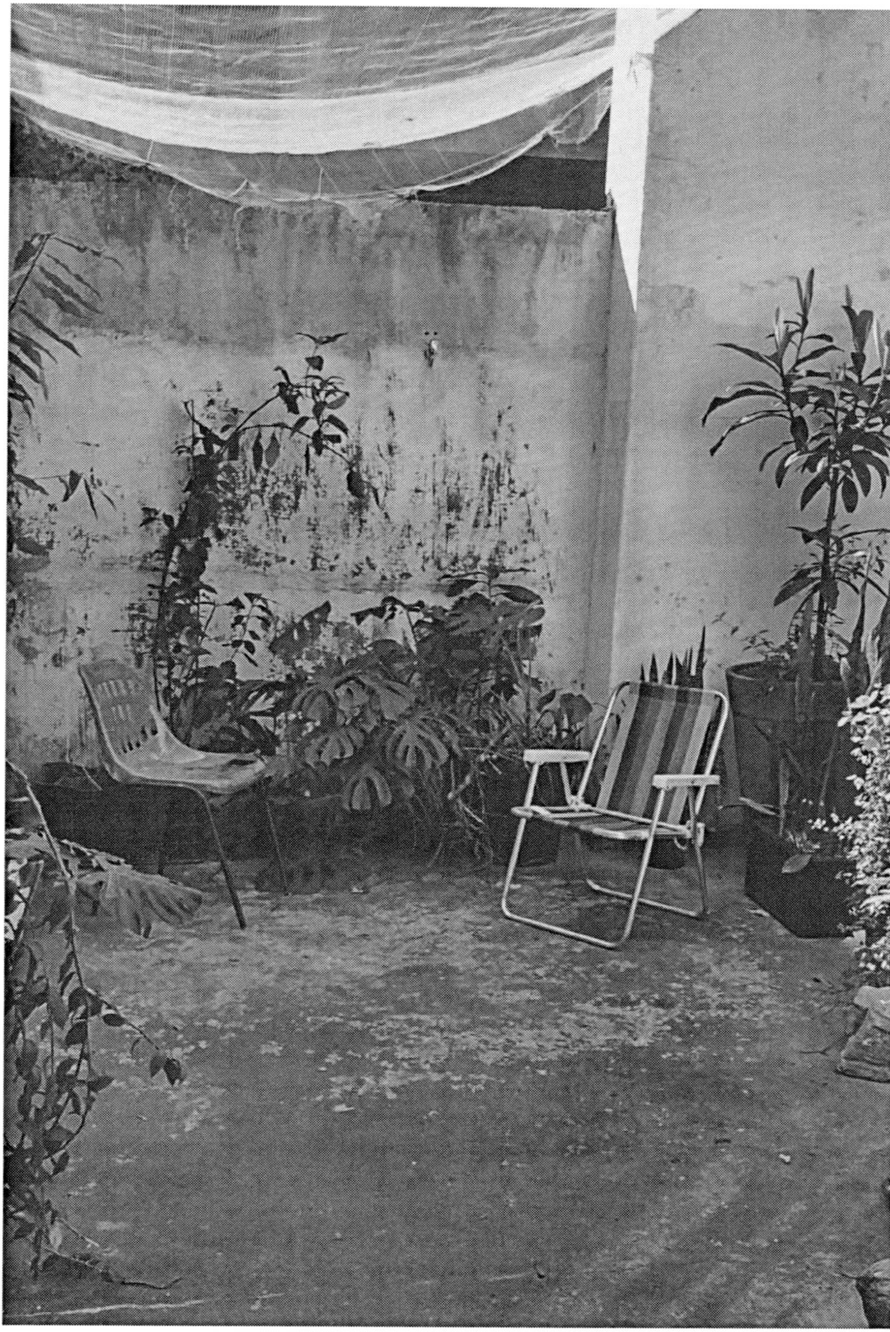

Hoje é quinta-feira. Dia de Supervisão. O grupo analista se encontra na padaria Madadayo, em Pinheiros. Aqui, jogamos o jogo do rabisco winnicottiano: Um colega fala de uma percepção de um paciente: um traço. O outro colega, que também escutou esse mesmo paciente, continua o rabisco, completa com a sua percepção do atendimento. Um prisma psíquico vai se apresentando, sendo composto pelo grupo a cada movimento - novas derivações, traços, falas, enlaces e formas. Compomos um desenho. O movimento é como se fosse um **caleidoscópio**. Espelhos simétricos, que, a cada movimento, geram novas imagens **psíquicas, numa tessitura onírica grupal. Eis que o paciente existe em nós**. Cantarolo novamente:

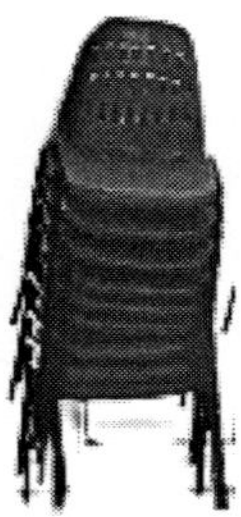

"Existe alguém em nós
Em muito dentre nós esse alguém
Que brilha mais do que milhões de sóis
E que a escuridão conhece também
Existe alguém aqui
Fundo no fundo de você de mim
Que grita para quem quiser ouvir
Quando canta assim"

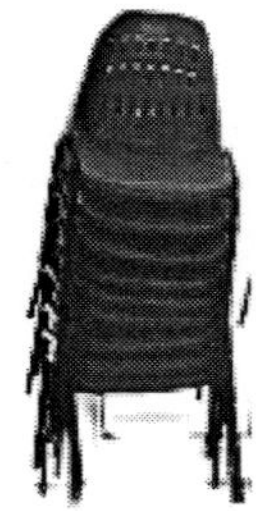

A voz, o canto, o pranto, o silêncio de alguém reverbera na caixa acústica do grupo analista. **O todo é maior que a soma das partes.** Partes essas que possuem nome e desejo, elas são : Ricardo Cavalcante, Fabrício Brasiliense, Marilia Rocha, Paulo Cabral, Tales Ab'Saber, Amanda Slaviero, Laís Ferreira, Juliana Vidigal, Vinícius Lopes, Suzana Pastori, Michelle Nicolau, Ricardo Parro, Laura de Albuquerque, Marina Szolnoky, Anne Egídio, Marianne de Toni, Paula Rojas, Manuela Crissiuma, Maria Aparecida Miranda, Daniel Golovaty ,Luiza Sigulem, Laura Bing, Carol Binati, Victor de Jesus

Kaes diria que estamos na esfera da polifonia do sonho, da articulação do inconsciente individual com o trabalho do inconsciente de um grupo. O trabalho associativo do grupo analista torna a fazer elaborações e deslocamentos.

Nossos desejos políticos e anárquicos buscam a subversão de algumas ordens e espaços canônicos da psicanálise ao trazer o divã para a rua e na promoção de atendimentos que excluem a lógica da circulação do dinheiro. Em tempos de achatamento de subjetividade, de recrudescência do psiquismo grupal e desse terrível momento de ataque ao pensamento, organizado pelo fascismo, nós comparecemos como uma forma de fazer resistência, através de um gesto a todos que estiverem em algum sofrimento psíquico.

Se você quiser saber mais sobre a nossa história, aqui vão algumas informações:
https://revistalacuna.com/2017/04/28/n3-02/
https://www.scielo.br/j/rlpf/a/7QjWNg9d6Pj8br7xQtpMFVn/?format=pdf&lang=pt
https://youtu.be/Dn-16_n102g?si=_2aBI21O-WoxSjI_

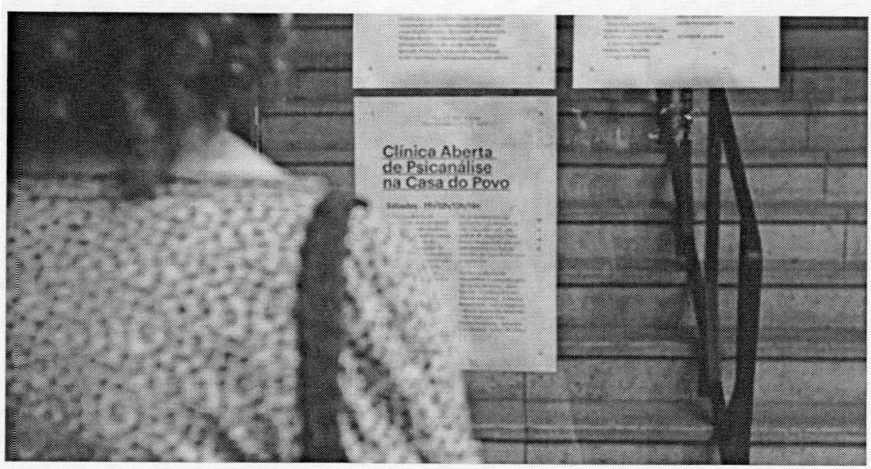

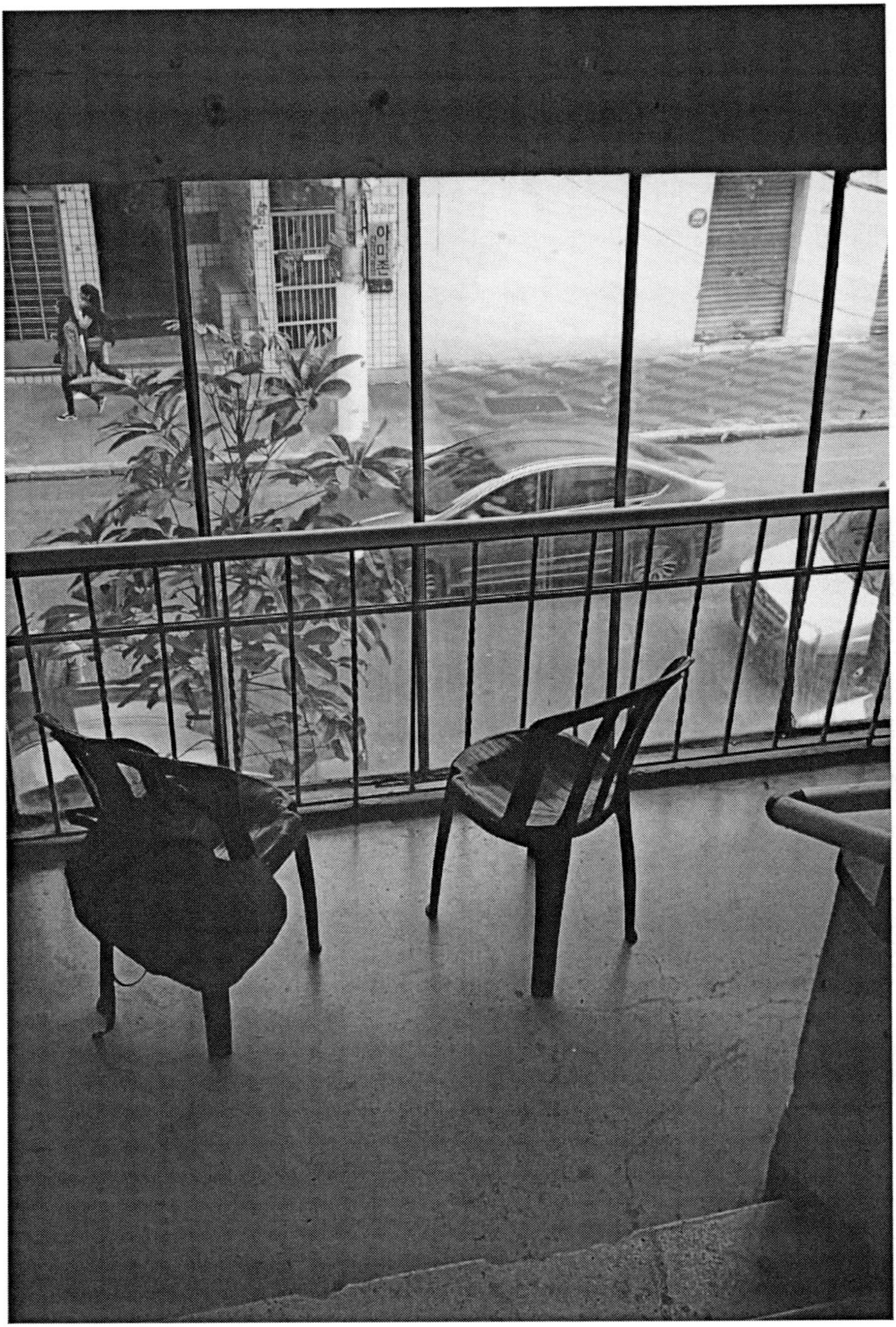